Pier & Pia Zellin

NULLYOGA

Gründungsmanifest & Grundkenntnisse

© www.nullyoga.de

Pier Zellin, geb. 9.9.1974 in Berlin, lebte nach einer mehrjährigen Weltreise auf den Spuren der "New-Age-Bewegung" (Stationen u.a. Esalen-Institut, Findhorn und Auroville) wieder im Berliner Bezirk Neukölln, studierte vorher Religionswissenschaften und Germanistik in Göttingen. Als Kind eines Gurus lernte er schon früh den "Zirkus um die Erleuchtung" in der Spiriszene kennen und wurde gezwungen zu meditieren. Seit 2014 lektorierte er als Pressesprecher des anonymen Autorenkollektivs "Liga der Leeren" (LDL) deren Manifeste für die Homepage URRUHE.de, betreute den dazugehörigen Twitter-Account, den YouTube-Kanal mit der Playlist "Präsentik" und die Facebook-Fanseite. Im Oktober 2015 wurde er beurlaubt und zog zu seiner Zwillingsschwester Pia nach Kapstadt.

Pia Zellin, geb. 9.9.1974 in Berlin, lebte lange im Berliner Bezirk Weißensee und studierte Afrikawissenschaften an der Berliner Humboldt-Universität, bevor sie 2003 nach Kapstadt (Südafrika) auswanderte, wo sie zunächst im Bezirk Camps Bay als Putzkraft in einem Luxushotel arbeitete, um sich dann später im Bezirk Bakoven als Antiyoga-Lehrerin unter einem Pseudonym selbständig zu machen...

ERWEITERTE
ORIGINALAUSGABE:
Ergänzte 4.Auflage 2015
ISBN 978-3-7386-4774-7
Herstellung und Verlag: BoD
Books on Demand, Norderstedt

"Man würde sich sofort eins fühlen mit der ganzen Natur und mit dem Universum selbst, wenn man verstehen könnte, dass es kein "Ich" mit einem festen Kern gibt, gewissermaßen als Denker von Gedanken, Fühler von Gefühlen und Empfinder von Empfindungen, und dass die Welt nicht etwas ist, das "außerhalb" unseres persönlichen Seins existiert, weil sich der Körper IN der physischen Welt befindet. Wenn man also zuhört, hört man nicht einen, der zuhört."

Alan Watts
ZEIT ZU LEBEN (1972)

Manifest, 15./16.9.-15.10.2015

ICH MACHE NULL YOGA: N U L L Y O G A !

Das ganze Leben ist eine erleuchtete Meditation

Yogastile von Detox Yoga über Desk Yoga bis Divine Yoga wirken wie eine Parodie auf spirituelle Körperarbeit. Es gibt zum Beispiel Sexy, Senior, Zen, Street, Slim, Slow, Sadhana, Soft, Sukha, Sakti, Shakti, Sivananda, Raja, Runen, Relax, Tao, Tara, Tala, Tanga, Total, Tantra, Power, Padma, Porno, Prenatal, Pregnancy, Beauty, Bhakti, Mindful, Mantra, Moksha, Mukti, Matangi, Naked, Nude, Narada, Nondual, Ashtanga, Anuttara, Integral, Agama, Fitness, Fusion, Flow, Glow, Gaia, Gnana, Gauri, Ganja, Chakra, Children, Chair, Gentle, Cosmic, Kundalini, Karma, Kriya, Kids, Karuna, Happy, Hasya, Hatha, Heat, Hot, Holiday, Hormon, Holistic, Holy, Lotus, Laya, Luna, Wellness, Acro, Eco, Dharma, Dance, Ecstatic, Om, Vegan, Vinyasa, Vidya, Yocha, Yantra, Yam, Jnana, Yin und Yinyang Yoga. Jetzt gibt es auch noch Nullyoga.de

Nullyoga ist eine brandneue Modeerscheinung und gleichzeitig eine Satire auf Sekten und Antisekten. Jeder Anhänger von Nullyoga ist sein eigener Antiguru. Im Gegensatz zu echtem Yoga ("authentisches Yoga") kennt Nullyoga keinen spirituellen Fortschritt und hat keinerlei Ziel vor Augen. Es geht einzig und allein darum, jede einzelne Bewegung aus reinem Selbstzweck wahrzunehmen, und keinerlei zusätzliche Handlung zu erzwingen. Anstatt des Leistungsdrucks, den normales Yoga auf seine Schüler ausübt, vermeiden wir im Nullyoga jeden Druck und jede Bemühung. Wir tun nur das, was wir sowieso tun, und genießen jeden Schritt als den wahren Schritt durchs Leben. Das klingt eigentlich sehr leicht und entspannt, aber es bricht ein Tabu und erlöst von einem Fluch, der auf der gesamten Spiriszene lastet: die harte Arbeit an der Erleuchtung. Ein Nullyogi hat dieses Problem nicht mehr. Er empfindet sich weder als erleuchtet noch als nichterleuchtet, denn sein abgespaltenes Ego hat sich in Luft aufgelöst. Da ist niemand mehr, der sich als erleuchtet deklarieren könnte. Da ist einfach der Mensch mit seiner Wahrnehmung der

Welt übrig geblieben. Insofern richtet sich Nullyoga vorallem an diese "gnadenlos Erwachten". Wer von sich sagt *"ich mache Nullyoga"*, der outet sich quasi als Nicht-mehr-Sucher, sondern als Angekommener.

Transspirituell

Gurus sind prinzipiell in die Erleuchtungsfalle getappt und glauben an irgendeine spirituelle Sensation, wie zum Beispiel die "innere Stille" oder das "höhere Selbst", manchmal auch an Gott oder Außerirdische. Antigurus versuchen den Schülern von Gurus klarzumachen, dass sie einer Selbstlüge hinterherlaufen und niemals aufwachen, solange sie irgendwelche Erleuchtungstechniken praktizieren. Solche Antigurus haben inzwischen auch einige Anhänger, die natürlich ebenso wenig aufwachen wie die Anhänger von echten Gurus. Die Nullyoga-Bewegung hat keine Lehrer, weil es keine Lehre gibt. Ich sage es noch einmal: Jeder Anhänger von Nullyoga ist sein eigener Antiguru. Was macht der "innere Antiguru"? Er hat kein Gesicht. Und er hat keine Botschaft. Er befreit Dich von dem spirituellen Druck, mehr verstehen zu wollen, als sich verstehen lässt. Du gibst Dir dadurch selbst die Erlaubnis, in jeder Bewegung Deines Körpers das Leben als Wahrheit zu spüren. Wer ist dieses Selbst? Dein Körper selbst, der sich bewusst wahrnimmt. Der spirituelle Sucher verleugnet sein großartiges Gehirn, weil er ein "reines" Bewusstsein jenseits der Materie erhofft. Das ist natürlich esoterischer Quatsch, aber sehr viele glauben daran. Früher nannte man das "religiös", heute nennt man es spirituell. Insofern ist Nullyoga eine transspirituelle Lebenshaltung.

Null Nullyoga

Alles Wahrgenommene wird als wahr empfunden. Es bedarf keiner "göttlichen" Extra-Ebene hinter der Wirklichkeit, wo man in "stillem Frieden ruht" und sich "bedingungslose Liebe" einbildet. Das sind abgespaltene Emotionen des Egos, das sich gern frei fühlen möchte, anstatt sich tatsächlich aufzulösen. Es klammert sich an spirituelle Ideale, um andere Emotionen (Verletzungen und Sorgen) zu verdrängen. Es erfindet geistige Räume, in die es "Stille" und "Frieden" projiziert, damit Lärm und Krieg da draußen erträglicher werden. Erst wenn sich das Ego als eingebildeter Innenraum in Luft aufgelöst hat, stellt der Mensch fest, dass er nicht zwischen heiligen Bewusstseinszuständen und dem verspannten Alltag unterscheiden braucht. Plötzlich ist alles weder heilig noch "Psycho", sondern alles darf sein, wie es ist. Weil es ist. Weil nicht mehr ist. Wer "mehr" sucht, macht Yoga. Wer nichts sucht, macht Nullyoga. So einfach ist das. Der innere Antiguru bricht in schallendes Gelächter aus. Und Dir wird klar, dass Du es selber bist, der da lacht. Es gibt keinen inneren Antiguru. Null Guru, null Antiguru. Null Nullyoga. Solange Du Nullyoga machst, machst Du kein Nullyoga. Erst wenn niemand mehr da ist, um etwas zu machen, geschieht das Leben von selbst. Und Du freust Dich dann AUS TIEFSTEM HERZEN darüber, ein Teil dieses Wunders zu sein. Jetzt siehst Du, wie alles Nullyoga macht.

Reiner Selbstzweck

Sogar der verkrampfte Yoga-Schüler macht aus Deiner Sicht eigentlich Nullyoga, weil Du seine angestrengte Meditationsposition auch als reinen

Selbstzweck erleben kannst. Er natürlich nicht, er kämpft um Erlösung. Er hat das Ziel noch vor Augen, das sich sein Ego einbildet. Und er übt und übt und übt. Er praktiziert Detox Yoga, Desk Yoga, Divine Yoga, Sexy, Senior, Zen, Street, Slim, Slow, Sadhana, Soft, Sukha, Sakti, Shakti, Sivananda, Raja, Runen, Relax, Tao, Tara, Tala, Tanga, Total, Tantra, Power, Padma, Porno, Prenatal, Pregnancy, Beauty, Bhakti, Mindful, Mantra, Moksha, Mukti, Matangi, Naked, Nude, Narada, Nondual, Ashtanga, Anuttara, Integral, Agama, Fitness, Fusion, Flow, Glow, Gaia, Gnana, Gauri, Ganja, Chakra, Children, Chair, Gentle, Cosmic, Kundalini, Karma, Kriya, Kids, Karuna, Happy, Hasya, Hatha, Heat, Hot, Holiday, Hormon, Holistic, Holy, Lotus, Laya, Luna, Wellness, Acro, Eco, Dharma, Dance, Ecstatic, Om, Vegan, Vinyasa, Vidya, Yocha, Yantra, Yam, Jnana, Yin und Yinyang Yoga. Er wird niemals aufwachen, weil er nicht wissen will, dass er nicht aufwachen braucht, weil alles sowieso wach ist. Wacher geht nicht. Jede Bewegung ist reiner Selbstzweck. Denn alles findet JETZT WIRKLICH JETZT statt.

Nullmeditation

Auch Dein Ego macht Nullyoga, indem es sich selber erlaubt, das Ego zu sein. Du bist einfach das, was geschieht. Wenn Dein Ego Angst hat, dann erlaube ihm seine Angst. Wenn es verzweifelt den Sinn sucht, dann lass es verzweifelt suchen. Aber spür Dich dabei als ganzer Mensch, der schon angekommen und wach ist, und sich nicht von seinem Ego abhängig macht. Nimm Deine Füße und Deine Arme genauso ernst wie Dein Ego. Mach einen Schritt. Geh los. Hör auf zu meditieren! Null Meditation mehr! Nullmeditation. Das ganze Leben ist eine erleuchtete Meditation. Jeder Grashalm IST ein Grashalm. Das Universum IST das Universum. Gott war nur ein seelischer Phantomschmerz. Das Nichts war nur der Fluchtpunkt am Horizont. Die Unendlichkeit hat keinen Horizont. Kein Gott, kein Nichts. Die Unendlichkeit offenbart die Null. Die Unendlichkeit IST die Null. Das Yoga der Unendlichkeit ist Nullyoga . . .

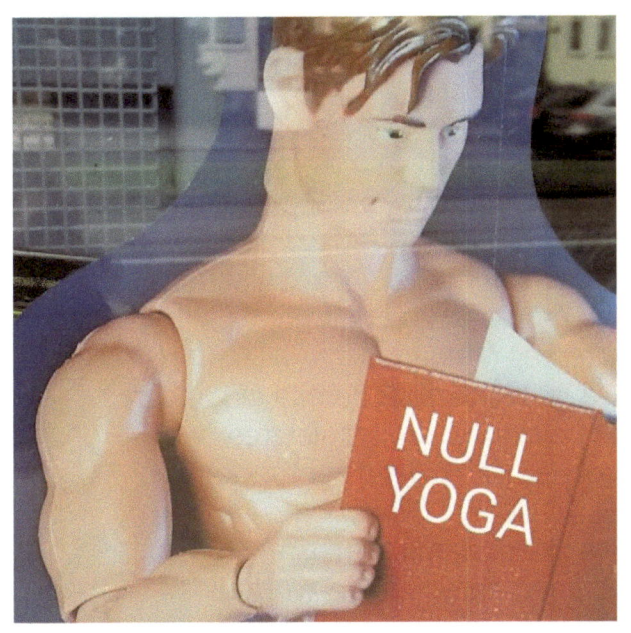
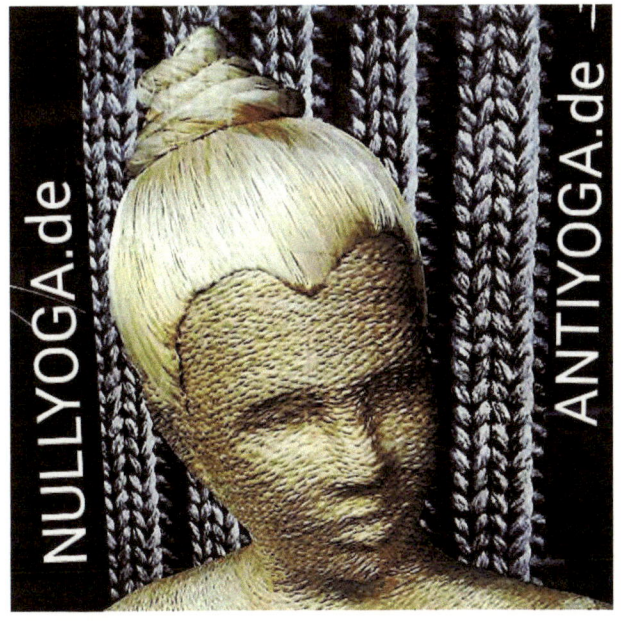

DAS SUPERKONKRETE LEBEN

Ich spüre alles absolut.
Auch das Wort "ich":
es ist ein Gedanke neben allen anderen.
Man baut damit Sätze.
Es geht schneller, "ich" zu sagen,
als großartig zu erklären,
wer das genau ist.
Da ist es nämlich bereits ein anderes.
Ein einziges, großes, letztes "wer"
konnte ich nirgends entdecken.
Es ist nur ein Wort.
Man baut damit Sätze.
Blumen blühen ohne Worte.
Galaxien wirbeln ohne Worte
um ihre schwarzen Löcher.
Ich ist nur ein Wort.
Gott ist nur ein Wort.
Das Absolute ist nur ein Wort.
Wer braucht Worte,
wenn er "niemand" ist?
Ich spüre alles absolut.
Oder richtiger (ohne das Ichwort):
Das Spüren spürt alles absolut.
Das klingt aber fürchterlich erleuchtet.
Ich mag diesen Spirijargon einfach nicht.
Es klingt so fürchterlich wichtigtuerisch.
Heiliges Geschwafel.
Ich mag mich normal unterhalten.
Von Ich zu Ich.
Obwohl es uns nicht gibt.
Wir können uns wortlos

in die Augen schauen
und breit grinsen.
Begegnung braucht keine Ichs.
Begegnung passiert
zwischen realen Menschen.
Aus Fleisch und Blut.
Wir halten uns an den Händen und sagen:
"Ich liebe Dich."
Was wir aber meinen, ist in Wahrheit:
"Unsere Hände halten sich."
Das ist konkret.
Das ist absolut konkrete Liebe.
Das ist das echte Leben.
Das ist die Wahrheit.
Genügt Dir diese Wahrheit nicht?
Alles spürt sich absolut.
Was für ein Satz!
ALLES SPÜRT SICH ABSOLUT.
Es fehlt nichts.

2.9.2015

Alles ist, was es IST. Keine Erleuchtung nötig. Niemand da, der sie suchen könnte. Der Magen hat Hunger, das Gehirn denkt nach. Der Mensch nimmt es WAHR :-) **29.5.2015**

Erleuchtung ist für mich nur ein seelischer Phantomschmerz, der vergeht, sobald man spürt, dass einem nichts fehlt. **22.8.2015**

Die Gesichtslosigkeit ist ein programmatisches Statement der LDL. Es geht uns um die Erfahrung der innersten URRUHE. Dort ist kein Ego mehr zu finden. Dort ist ganz hier und jetzt. Alles leuchtet :-) **26.8.2015**

Ist es wirklich so schlimm um die Szene bestellt? Lassen sich die meisten nur einlullen statt aufzuwachen? Ist das Gefühl von Liebe und Frieden nur eine Ersatzreligion? Es gibt auch eine ganz nüchtern-ehrliche Verbundenheit, wenn sich das Ich nicht mehr aufbläht sondern um eine "angemessene" Kommunikation bemüht ist. Das ist viel schwerer als sich einfach nur krampfhaft liebzuhaben :-)
31.8./1.9.2015

Grundlosigkeit statt Urgrund :-) Das entspricht auch meinem "urberuhigten" Lebensgefühl...
1.9.2015

As soon as "the seer of nothingness" disappears, also nothingness disappears. It was just the last "holy" projection of the ego. No ego, no emptiness. Beyond emptiness the infinity of reality starts to be felt as absolute itself. Now and now and now. Nowing instead of knowing :-)
2.9.2015

Auch in der Spiriszene brauchen viele "Gott", auch wenn sie es anders nennen. Mein Lebensgefühl ist absolut ideenfrei. Es kribbelt in den Zellen. Nein, sogar ohne "es": DIE ZELLEN KRIBBELN – ALL-ES IST DA. ALLES IST WACH. Durch mein leeres Herz fließt die Unendlichkeit des echten Lebens...
3.9.2015

Das "NICHTS" oder die "LEERE" – die letzte große "erleuchtete" Ego-Projektion vor dem Erwachen...
8.9.2015

Gehirnamputiert erleuchtet? "Reines" Bewusstsein? NEIN! Ich lebe "urberuhigt" in permanenter Ich-Bewegung: als "bewegtes/bewegliches Ich" ohne Zentrum/Zentrale (Person/Selbst/Denker). Eine "absolute" Urruhe jenseits der urberuhigten Bewegung konnte ich nirgends entdecken – das war sehr befreiend: das "ideenfreie" Leben begann. Ich nehme seitdem alles (für) WAHR. Ich brauche kein "Nichts" als Weltflucht. Meine Meditation ist das ganze echte Leben: TOTALYOGA! Deshalb empfinde ich den Begriff "Urruhe" als ebenso eine esoterisch-dogmatische Provokation/Illusion wie "Gott". Meine Suche war beendet, als sich die Antworten auflösten – und dadurch der Fragende mit ihnen. Kein Phantomschmerz mehr. ICH BIN DA. Das ist weit mehr, als ich erwartet hatte :-) Es denkt. Es fühlt. Es kommuniziert. Und es nennt sich Ich. Um DU zu sagen. In jedem Augenblick neu: Du...

11.9.2015

Warum definieren sich so viele spirituelle Events über irgendwelche quasireligiösen Konzepte? Richten sie sich nur an sogenannte "Sucher"? Ich betreibe diverse Techniken aus reinem Selbstzweck und nicht regelmäßig, sondern nur, wenn ich Lust darauf verspüre. Wenn ich z.B. erschöpft bin, lege ich mich einfach hin und entspanne mich solange, bis wieder genug Kraft zum Weitermachen zurückkehrt. Das braucht man weder "Atemmeditation" noch "Tiefenentspannung" zu nennen. Dass man den Kopf dabei leer macht und seinen Atem intensiver wahrnimmt, ist ganz natürlich. Man kann es auch NULLYOGA nennen (gibt es das schon? Ansonsten gründen wir eine neue Sekte!), aber eigentlich liege ich nur blöd herum und warte, bis ich wieder Lust verspüre, aufzustehen. Das ist alles. Ultrasupertotalerleuchtet :-)

11.9.2015

Wenn Du Antigurus wie Jeff Foster und Jed McKenna magst, dann bist Du vermutlich ein/eine Nullyogi :-) Nullyoga strebt keinen spirituellen Fortschritt an, weil wir keine Erleuchtung suchen. Wir sind aus dem esoterischen Quatsch aufgewacht und im echten Leben angekommen. Jede Zelle atmet den Augenblick. Der Augenblick ist weder eins noch zwei.

Wir spüren die Null durch jede Bewegung. Konkrete Seinsfühlung. Die Mystik des Nullbewusstseins kennt keine Mystik. Hör endlich auf, so verkrampft ernst zu sein. Das Leben ist ernst genug. Genug ist genug. Entspann Dich und tu einfach das, was jetzt passiert. Mehr als dieses Jetzt kannst Du nicht JETZT erwarten. Morgen machst Du dann einen anderen Schritt. Schritt für Schritt echtes Leben zelebrieren. Nullyoga! Die Antisekte für gnadenlos Erwachte!
11.9.2015

Wir tun alles aus reinem Selbstzweck. Das Leben benötigt kein Konzept, keine Theorie, keine Technik. Wir sind GANZ DA und nehmen ALLES WAHR, was passiert!
11.9.2015

Gestern habe ich aus Quatsch eine Antisekte gegründet, weil mir das Wort NULLYOGA einfiel...
12.9.2015

Ja, den eigenen "inneren Antiguru" erwecken! Das ist die innere Stimme, die keine Botschaft mehr hat, sondern endlich schweigt: Auflösung aller

Wörter – der innere Antiguru hat kein Gesicht, durch seinen Kopf schaust Du direkt in die Unendlichkeit der Welt...
13.9.2015

Jeder ist sein eigener Antiguru, sobald man im Spiegel ein leeres Gesicht sehen kann. Null Yoga nötig! Aus Satori wird Satiri. Und ein zärtliches Gefühl für den Planet macht sich in der Leere breit. Satt statt Satsang!
13.9.2015

Du suchst einen neuen Stil, um schneller Fortschritte zu machen? Tut uns leid, hier gibt es weder Stil noch Fortschritt! Wir tun, was passiert. Wir sind, was da ist. Null Yoga nötig :-)
13.9.2015

NO NEED TO DO ANY YOGA. WE DO ZERO YOGA: "ZEROYOGA". BE PART OF A WORLDWIDE BRAND-NEW MOVEMENT – START STOPPING YOGA! EVERY MOMENT IS YOGA!
13.9.2015

Lass Dich von jedem und allem bei jeder Gelegenheit ablenken, um NICHT zu meditieren! Genieße Nullyoga XL / Let yourself be distracted by anybody

and anything in your surrounding in order not to meditate! Never meditate! Enjoy ZERO YOGA XL :-)
14.9.2015

Der innere Antiguru hat kein Gesicht. Durch seinen leeren Kopf schaust Du direkt in die Unendlichkeit der Welt. Jetzt beginnt Dein Nullyoga!
14.9.2015

Ich verneige mich vor Dualisten und Dogmatikern, indem ich ihnen den Rücken kehre, um den Grashalm aus der Nähe zu bewundern: er ist grün!
17.9.2015

Die alte zen-buddhistische "Einsicht", dass alle Erscheinungen kein Eigenwesen besitzen (leer sind), bedeutet nicht, dass alles einem namenlosen Urgrund (Gott, Liebe, Energie, Nichts, All-Eines) entspringt, sondern dass ALLES WESENTLICH IST, weil es keinen Urgrund gibt! Nimm das Wort "Gewahrsein" ernst: sei gewahr statt die Wahrheit woanders zu erhoffen. SEI WAHR. Wacher geht nicht :-) Gurus go home!
17.9.2015

Zen-Witz (ab 18) – Schizophrener zum Psychiater: *"Ich bin erleuchtet! Ich auch!"* **17.9.2015**

ECHTHEIT STATT EINHEIT :-) DU BIST ALLES, WAS DU BIST :-) ALLES IST ! GUT. SO. DAS. LEBEN... **17.9.2015**

ICH BIN JETZT ERWACHT! I AM AWAKE NOW! What i mean: i slept long today :-) Was ich meine: ich schlief heute lange :-) AUSSCHLAFEN TUT GUT! It's healthy. **18.9.2015**

Du brauchst Dich nicht auf einer "höheren" oder "wahreren" Ebene zu suchen. Du bist ABSOLUT ALLES, was Du als "ich" empfindest. Aber das kannst Du nicht festhalten. Du "hast" kein Ich, Du BIST es. Das SEIN rieselt wie Sand durch Deine Finger. Die Sanddüne bewegt sich PERMANENT, ihre Form verändert sich in jedem Moment. Und trotzdem hat sie den Namen "Düne". Genauso Dein Ich: Es ist nur der Name für das sich ewig Wandelnde. Jetzt und jetzt und jetzt ist Ich und Ich und Ich. Keine feste "Person" in irgendeiner festen "Mitte". **18.9.2015**

ÖFFENTLICHE WARNUNG VOR DER SUBTILEN SEKTIEREREI: Ich habe jetzt dank Facebook total viele Gurus und Satsanglehrer miteinander verglichen und komme zu einem schockierenden Ergebnis: "Erleuchtung" wird allgemein als ein Zustand des Egos angesehen und akzeptiert! Das "bereinigte" oder "entleerte" Ego etc pp. Aber: Ego! Während die echte Auflösung des Egos bei Antigurus als "Erwachen" bezeichnet wird. Das Resultat: die ganzen Lehrer sind zwar bestenfalls erleuchtet, aber nicht erwacht! Deshalb verteidigen sie auch ihre jeweiligen Konzepte. Am beliebtesten ist dabei das Konzept *"alle Konzepte sind nur Konzepte, das DAS ist namenlos"*. Ihr Ego klebt förmlich an den paradoxen Begriffen, weil sie sich nach "Stille" ("Frieden") im Denken sehnen, anstatt die Suche nach DEM "Absoluten" als religiösen Phantomschmerz zu erkennen. Kein Wunder, dass Gurus nicht im Geringsten kapieren können, was Antigurus meinen: es würde ihre Lehrerschaft SABOTIEREN. Das Einzige, was Lehrer ihren Schülern beibringen können, sind bestenfalls Ego-Techniken, um sich die Stille (Leere,

Nichts) einzubilden. Wer sich nichts mehr EINBILDEN will, muss irgendwie kapieren, dass sein Ego selbst nur eine Einbildung ist. Dafür gibt es KEINE TECHNIK. Das passiert einfach automatisch, wenn Du Dein Ego nicht mehr brauchst. Solange Du ANGST vor dem Loslassen hast, braucht Dein Ego noch Boden unter den Füßen. Diesen Boden heiligt es dann meditativ als "Urgrund", damit es gegen jedes "irdische" Erdbeben gesichert ist. Aus Angst werden Lehrer, die ihren Urgrund vermarkten. Für Schüler, die ihre Ängste auch nicht loslassen können. Die Spiriszene ist ein einziges großes NICHTLOSLASSEN. Darin unterscheidet sie sich nicht im Geringsten von den Weltreligionen...
18.9.2015

To be AWAKE means: there is no more dualistic paradox. You ARE what you are. You DO what you do. Everything IS absolute. This is "ZERO YOGA"!
18.9.2015

Das Morgenmantra "Ganz ohne Gott" bedeutet: GANZ. Ohne Gott.
18.9.2015

Fällt Euch auf, was für ein Leistungsdruck in der Spiriszene herrscht? Ich beweise Dir, warum ich immer 1x spiritueller bin als Du. Und wodurch entsteht das? Weil Gurus behaupten, Du müsstest etwas kapieren, wobei sie Dir helfen könnten. Eine gigantische Geheimniskrämerei! Das ist die große SPIRIBLASE, die so hohl ist wie die Börsenblase und ebenfalls eines Tages platzen wird. Lies bitte dazu das aktuelle 4.Manifest der LDL und erzähl es Deinen Freunden und Patienten weiter: die Ära des spirituellen Leistungsdrucks ist vorüber. Du BIST bereits wach! Wacher geht nicht. DAS ECHTE LEBEN IST DER HÖHEPUNKT! Mach Dein Leben zur Dauerekstase, indem Du es verdammt nochmal ERNST nimmst und als ECHT empfindest! TOTAL ECHT! ABSOLUT ECHT! Dein Guru zählt abends das Geld! FALSCHGELD FÜR GURUS! Bring die Spiriblase zum Platzen!
19.9.2015

Der Erleuchtete sagt: *"Ich identifiziere mich mit nichts."* Genauer betrachtet bedeutet das: DAS ICH identifiziert sich mit DEM NICHTS. Das Ego hat sich randvoll mit Leere angefüllt und glaubt

nun, "frei" zu sein. In Wirklichkeit klebt es an der Leere fest. ERWACHEN AUS DER ERLEUCHTUNG bedeutet: Das Bewusstsein benötigt das Wort Ich nicht mehr, um seine eigene Anwesenheit von innen zu empfinden. Jetzt darf ALLES "ich" sein, was im Bewusstsein auftaucht und wieder zerfällt. Ein unendliches Kommen und Gehen. ALLES IST IDENTISCH MIT SICH. Kein tieferes oder höheres "Selbst" unabhängig davon. Kein Eigenwesen. Alles ist sein eigenes Wesen. Alles ist WESENTLICH. Das absolute Bewusstsein!
19.9.2015

ICH BIN IDENTISCH – DU AUCH?
19.9.2015

NO IMAGINATION
– REALITY IS ENOUGH!
20.9.2015

Habe heute schon wieder einen neuen Guru-Trick gelernt: Wenn Du sagst *"ich kenne DIE Wahrheit"*, dann füge hinzu, dass Du nicht Deine "Person" meinst, sondern das "reine" Bewusstsein "an sich" irgendwo in Dir (von Platon bis zum deutschen Idealismus die

traditionelle dualistische Sichtweise, die im Advaita wieder aufbläht). Dann kann Dir keiner unterstellen, Du hättest ein fettes Guru-Ego. Dann DARFST Du die Wahrheit kennen. Und natürlich auch verkaufen :-) Eigentlich ein alter Hut, ich weiss. Es war heute einfach die vorläufige Tageslektion... (der Tag ist noch nicht um). Ich persönlich fühle mich pudelwohl OHNE "Wahrheit". Das ist MEINE Wahrheit.
20.9.2015

NO MESSAGE FOR TODAY
– KEINE BOTSCHAFT FÜR HEUTE
21.9.2015

2.Guru-Trick (genauso billig): Wenn sich ein Schüler von Dir abwendet, weil Du ihn NERVST & LANGWEILST, unterstelle ihm ein Angst-Ego *("Du lässt Dich nicht ein")* ! Das verletzt ihn so sehr, dass er Papa bittet, ihm die Welt zu erklären :-) So verliert die Sekte kein Mitglied.
21.9.2015

ALLES, was Du tust, ist absolut WAHR, denn Du bist wirklich DA. Es gibt kein spirituelles Geheimnis (das "Das"-Objekt) hinter der Welt. Die Welt ist

UNENDLICH! DAS IST die Null. Wir spüren sie JETZT. Jetzt ist immer. Immer jetzt. Wacher als wach geht nicht :-) Jede Zelle ist ABSOLUTES SEIN. Jede Bewegung TOTAL REAL. Alles IST nondual!
21.9.2015

Wahrnehmung ist die Fähigkeit, die Welt für WAHR zu nehmen, weil der "Wahrnehmungsapparat" (das Bewusstsein) selbst ein Teil der Welt ist. Diese philosophische Position ist weder "realistisch" noch "idealistisch", weil sie auf jegliche metaphysische Interpretation der Welt verzichtet. Die Welt (inklusive des Bewusstseins) gilt dem Nullyogisten als ABSOLUT WAHR. Bis ins kleinste Detail. Von der Quantenebene bis zum Horizont des Universums: ALLES IST WAHR.
22.9.2015

How can you be NOT "connected" to the stream of life as you ARE a part of it? You need not "connect", you are WITHIN anyway :-) So you can never "sleep". ANYTHING you do is awake!
23.9.2015

ICH RUHE IN MEINER EIGENEN BEWEGUNG WIE EINE WELLE IM BODENLOSEN OZEAN.
23.9.2015

Zeroyoga is the opposition of Zenyoga. By practising Zenyoga you must be DOUBLE MINDFUL while the masters of Zeroyoga do NOT MIND at all :-)
30.9.2015

Wir sind wach. Wacher geht nicht. Niemand da, der schlafen könnte. DAS LEBEN IST ABSOLUT WAHR. Die Welt braucht keinen Gott, keine esoterische Transzendenz, sondern echte Menschen, die das Leben lieben, wie es wirklich ist. Wirklich WIRKLICH!
1.10.2015

Wenn sich die Illusion des Denkers auflöst, sind alle Gedanken wieder wahr :-) Ein bewusstes Leben im Gedankenstrom, ein Fließen von Gedanken wie der Atem. Kein Ich mehr, das sich an einem einzelnen Gedanken klammert. Einfach nur das Denken selber. Blume. Himmel. Füße. Alle Wörter für die ganze Welt...
2.10.2015

Nach einer Diskussion mit einem Satsanglehrer denke ich: Spiritualität ist ziemlich kompliziert und anstrengend, ich mache lieber Nullyoga :-)
5.10.2015

Ego. Lego. Leere. Fühle Dein höheres Lego! Werde eins mit dem absoluten, eigenschaftslosen, nichterfahrbaren Plastik! Das nonduale, nonverbale, transpersonale Plastik ist Deine wahre Natur! Die Sterne standen noch nie so günstig wie heute! Nutz Deine Chance! Allmächtige Stille! Großer, gütiger Frieden! Die Engel masturbieren vor lauter Glückseligkeit! Außerirdische machen Hormonyoga, um den Angriff auf die Erde vorzubereiten! Was machst DU? Energieausgleich auf folgendes Konto...
6.10.2015

Nullyoga war gestern! Wer heute noch mithalten will, macht "NONDUALYOGA" Beweise als Nondualyogi, dass Du besser als die Nullen bist! **6.10.2015**

THERE IS: No true enlightened self. No self at all. No direct experience of god. No god at all. YOU ARE ALLRIGHT WITHOUT RELIGIOUS NEEDS!
7.10.2015

Katholiken und Advaita-Anhänger glauben letztlich an denselben religiösen Blöff. Viele Schäfchen laufen der Kirche heutzutage weg, aber wo landen sie: in neuen Sekten! Wo es Ratten gibt, gibt es auch Rattenfänger. Psychische Labilität und Weltflucht: der Zusammenhang zwischen persönlichen Problemen und der "metaphysischen Sehnsucht" ist offensichtlich. Ein kulturelles Massenphänomen seit Jahrtausenden. Echte Dekonditionierung "beyond all beliefs" führt nicht zur "direkten Erfahrung von Gott", sondern zur DIREKTEN ERFAHRUNG DER UNENDLICHEN WIRKLICHKEIT. DAS, WAS IST, IST DAS SEIN! MEHR (ABSOLUTES) "SEIN" IST EINE WUNSCHVORSTELLUNG FÜR SCHWACHE NERVEN! DEIN GURU NUTZT DAS SCHAMLOS AUS. DIE WAHRHEIT IST: DIE ECHTE ERFAHRBARE WIRKLICHKEIT IST ABSOLUT. ABSOLUTER GEHT NICHT! **7.10.2015**

DIE ERFAHRBARE WIRKLICHKEIT IST ABSOLUT. ABSOLUTER GEHT NICHT. The direct experience of reality is absolute. Nothing else but reality is IT. **7.10.2015**

Das Leben fließt nicht in Richtung Ozean, das Leben IST der Ozean! Don't wait for the ocean, life IS the ocean! You are a wave! FLOW!
9.10.2015

Keine göttliche Transzendenz! Ausweitung der Wirklichkeit zu einer UNENDLICHEN Zone. Die erfahrbare Unendlichkeit des Realen und das Nullgefühl sind dasselbe...
9.10.2015

Bei Spiris hält sich hartnäckig der Glaube an einen "wandellosen Zuschauer" oder "unbeteiligten Zeugen" als absolutes, reines Bewusstsein. Gegen diese Illusion eines transzendenten Superegos hilft Nullyoga vorzüglich, weil es ohne esoterische Autosuggestionen auskommt. Der harte Nacken löst sich in der realen Bewegung auf. Deine Wahrnehmung ist eins mit dem ewigen Wandel. Das Ich sucht sich nicht mehr "selber jenseits" davon, sondern findet und befindet sich ganz und gar in dem, was es wahrnimmt. Vom Herzschlag bis zum kosmischen Horizont: das unendliche Ich ohne abgespaltenen Beobachter! Du bist identisch mit

Deiner Bewegung, keine zusätzliche "Person" denkt die Bewegung von aussen. Du steckst mittendrin. Da, wo Du wirklich bist. Du denkst, was Du bist. Und Du bist, was Du tust. Aber das Schönste daran ist: Alles tut sich von selbst :-) Jetzt erkennst Du erst, wie überflüssig alle Anstrengungen vorher waren, irgendetwas anderes sein zu wollen, als das was ist. Du kannst sowieso nur hier ankommen, wo Du tatsächlich bist. Warum also die vielen Umwege? All die teuren Retreats und zeitraubenden Workshops, um Dein ultimatives Superego aufzublasen? Lass es platzen, es ist sowieso eine hohle Nuss! Nullyoga befreit Dich vom Leistungsdruck! Hör auf, Dich zu konzentrieren! Hör auf, Dich zu entspannen! Tu einfach das, was nötig ist. Was die Gegenwart von Dir einfordert. Mehr ist nicht zu tun. Keine Übung, um mehr zu erreichen. DU HAST DIE GEGENWART GANZ ERREICHT: GANZ UND GAR JETZT. REINSTES NULLBEWUSSTSEIN...
10.10.2015

VOM HERZSCHLAG BIS ZUM HORIZONT: UNENDLICHES ICH!
10.10.2015

A limited soul is afraid of the BIG BOREDOM without any sense, so it needs illusions like reason and progress to be permanently occupied with itself. But there are no tests for growing, reality is absolutely fulfilled in every single moment the way it is: PAIN IS PAIN AND PEACE IS PEACE!
10.10.2015

FROM HEARTBEAT TO HORIZON: INFINITE I ! **12.10.2015**

ZEROYOGA doesn't transform you neither inside nor outside. YOU ARE just the complete reality that happens without any difficulty: EASY YOGA!
12.10.2015

Werbeslogan: TU NOCH HEUTE DEINEN NULLTEN SCHRITT! Jetzt auch als Buch: absolut frei von spirituellem Fortschrittsglauben!
17.10.2015

Die Begriffe "Illusion" und "Simulation" deuten dualistisch an, es gebe auch ihr Gegenteil. Da ist aber nichts. Ich persönlich empfinde die Wirklichkeit weder als Illusion noch als Simulation, sondern als sich permanent wandelnde

Wahrheit. Dass der Grashalm GRÜN ist, ist für mich eine nonduale Sinnesempfindung, genauso wie das Bewusstsein selbst, das die Farbe empfängt. Ich verfüge über kein "reines" Bewusstsein, das etwas platonisch Wahreres wahrnimmt als die Farben. Weder auf einer anderen "Ebene" noch in einer anderen "Dimension" oder gar jenseitig. Jede FORM ist für mich einfach nur das, was sie ist: Form. Weder Einbildung noch "göttliche" Wahrheit. Grün IST nicht "eigentlich leer", sondern einfach grün. Niemand simuliert das. Es ist einfach ein Seinszustand im Lichtspektrum... Der Dualist stellt sich Grün quasi wie einen grünen Vorhang vor, der gelüftet werden müsste, um das pure Licht "dahinter" (transzendent) zu sehen. Esoteriker lieben die Vorstellung von LICHT (Quanten, Quarks und anderer Quark), sind geradezu besessen davon. Ich sehe Licht überall... ALS Farben! Wer kein Konzept mehr braucht, glaubt auch nicht an die Theorie der "Simulation" und "Manifestation", als gebe es einen Unterschied zwischen Sein und Schein...

17.10.2015

Also ich sehe hier nirgendwo Dualität. Die Begriffe "illusion" und "reality" sind für mich Mindfuck, genauso wie "die" Leere. Das "erleuchtete" Ego projiziert sich in eine virtuelle Leere. Ohne Ego gibt es diese Leere auch nicht. Was bleibt ist das Sein, so wie es ist. Man landet bei dem alten Vorwurf an die Advaitisten, dass sie "die" Leere und "die" Nondualität als OBJEKT behandeln, nämlich als Ersatzobjekt für Gott (manche benutzen aber sogar noch den Begriff Gott zusätzlich). Für mich ist LEER genauso eine Eigenschaft des Seins wie Grün. "Leer" ist nichts esoterisch Wichtiges, es wird nur gerne so vermarktet für die, die den Kopf zu voll haben und sich nach einem leeren Kopf sehnen. Mein Kopf ist immer randvoll, quillt geradezu über vor lauter WAHR-Nehmung, aber "ich bin" nicht mein Kopf, deshalb stört es mich nicht...
17.10.2015

Die NULL ist der Zustand, wenn sich alle Fragezeichen im Kopf auflösen, ohne dass ein "überdimensionales" Ausrufezeichen als Schadensersatz erscheint. Die Null ist der Zustand OHNE Zeichen, das zeichenfreie Sein. Der

Kopf ist nun weder voll (von Fragen) noch leer (durch eine erleuchtete Antwort), sondern schlichtweg EGAL. Er enthält weiterhin alle Fragezeichen und Ausrufezeichen der Welt. Aber Deine Mitte hat jetzt den Wert Null, sie ist leer. Da ist niemand mehr, der etwas simuliert. Alles ist absolut authentisch. Du bist keine Null, sondern Du bist null! Die Anbetung der Null wäre das größte Missverständnis von Nullyoga. Wo nichts und niemand ist, kann auch nichts von niemand angebetet werden. Es gibt Dich nicht mehr als Identität, die alles wie ein Computer abspeichert. Die Festplatte ist nicht gelöscht (wie bei Demenz), sondern es gibt niemanden mehr, der sich damit identifiziert. Du lässt den Arbeitsspeicher rattern und zelebrierst die Bilder, die auf dem Monitor erscheinen. Aber Du bist keines der unendlichen Bilderflut, Du bist nur dieser Motor, der den Computer antreibt. Und dieser Motor arbeitet ganz von alleine. ER macht Nullyoga. Lass es einfach geschehen! Nullyoga machen bedeutet, sich nicht gegen das echte Leben zu wehren. Jede Bewegung ist absolut wahr und fließt in die nächste über.

17.10.2015

Abschlussanalyse, 18.10.2015

DA STATT DAS

Was "spirituelle Sucher" schwer können: Sich selbst als ABSOLUT ECHT empfinden anstatt am "bösen" psychischen Ich und seinen körperlichen Symptomen zu verzweifeln. Spirituelle Techniken zielen darauf ab, sich in eine "erleuchtete" Leere zu dissoziieren, um die NATÜRLICHEN NEUROSEN (den menschlichen Charakter) nicht mehr zu spüren. Die Gurus der Spiriszene glauben zwar gerne, dass sie sich von ihrer "Person" befreit hätten, aber in Wahrheit klebt ihr pseudoerwachtes Über-Ich an der eingebildeten Leere fest, um sich vor dem echten Leben zu schützen. Das körperliche LEBEN wird zur reinen "Simulation" und göttlichen "Manifestation" degradiert. Das bezeichnet man dann als Dualität, während die Leere als sogenannte "nonduale" Stille und innerer Frieden davon paradoxerweise dualistisch abgespalten wird. Ein billiger Zaubertrick der Neo-Advaita-Anhänger. Mit dieser Form des spirituellen Größenwahns wird man dann Guru und "hilft" anderen Angsthasen und Depressiven dabei, sich auch DIE Leere als das "DAS" einzubilden. Das DAS liegt derzeit hoch im Kurs, es wird wahrscheinlich bald an die Börse gehen! Spiritualität ist eine gigantische quasi-autistische Autosuggestion als Gottesersatzdroge für Traumatisierte, die ihr Trauma nicht therapieren können sondern es wie unter Quarantäne einkapseln ("wegmeditieren"), indem sie ein anderes Teil-Ich (das Eso-Ego) mit ERLEUCHTETER ABWESENHEIT sterilisieren und zum Haupt-Ich erklären. Aber das wirklich Verrückteste an diesem heiligen Hokuspokus ist, dass der gewöhnliche Guru sogar selbst an diesen Quatsch glaubt. Seine Selbsttäuschung ist die Folge seiner eigenen spirituellen Suche, die er als erfolgreich beendet glaubt. Manche sogar zertifiziert: Guru-Urkunden sind genauso schwer in Mode wie Kongresse. Das starke Selbstbewusstsein eines "Lehrers der Leere" erzeugt bei Verwirrten und Verkopften großen Respekt. Lass Dich davon nicht blenden. Bleib bei Deinem schönen Gefühl, in Dir zu wohnen und das Leben durch Dich hindurch fließen zu spüren. Gib KEINER Sekte Macht über Dich, auch nicht der Nullyoga-Antisekte! Sie dient nur dazu, Dich genau darauf aufmerksam zu machen, dass ALLES OK mit Dir ist. Du brauchst nichts zu suchen. Es ist ALLES DA! Ewiger Sonntag ohne Gottesdienst. Das Motto des Tages lautet: ganz "DA" statt geheimes "DAS". So einfach geht das. Einen Buchstaben entfernen und schon siegt die eigene WAHR-Nehmung des grenzenlosen Ganzen...

LETZTE FACEBOOK-MELDUNG VOR DER BEURLAUBUNG:

Das Wort "Nullyoga" ist völlig beliebig austauschbar gegen Bananenyoga, Verrenkungsyoga, Versenkungsyoga und Kackyoga. Der Unterschied besteht darin, dass das klassische Uryoga eine spirituelle Disziplin ist, die NICHT dem "reinen Selbstzweck" dient, sondern auf Erleuchtung (oder sonstigen "Fortschritt") hofft. Und genau das bezeichne ich als die subtile Weltflucht, die sich gegen das ECHTE LEUCHTENDE LEBEN "wehrt".
18.10.2015

AUTHENTISCHES ANTIYOGA

New Spirituality is same psychotic as any other religious system that makes you believe in transcendental illusions!
29.10.2015

Die Glaubenssysteme der Spiriszene machen seelisch noch kaputter als Sinnsucher ohnedies schon sind. Spiritualität ist eine psychotische Selbsthypnose, um das Gefühl für sich selbst gänzlich zu verlieren und gegen das sagenhafte "DAS" auszutauschen. Totale Hirnwäsche. Im "Einheitsrausch der Leere" (durch Erkenntnis des sogenannten Absoluten) wird das Eso-Ego so schmerzunempfindlich, dass man sagen kann, Meditation dient der Betäubung der Sinne anstatt ihrer erleuchteten Erweckung! Antiyoga weckt die Sinne ohne die Autosuggestion eines spirituellen Mangels! ANTIYOGA GESCHIEHT AUS REINEM SELBSTZWECK :-) DAS ICH IST GANZ DA...
29.10.2015

Feel COMPLETE here and now!
30.10.2015

DAS ICH IST GANZ DA – ES LEBT IN DER BEWEGUNG! THERE IS NO EGO BUT TOTAL MOVEMENT...
31.10.2015

ANTIYOGA IST DAS EIGENTLICHE, WAHRE, AUTHENTISCHE NULLYOGA! WER NULLYOGA KANN, IST BEREIT FÜR ANTIYOGA!
31.10.2015

BIST DU BEREIT FÜR DAS WAHRE NULLYOGA? AUTHENTISCHES ANTI-YOGA IST NOCH HÄRTER – NICHTS FÜR NULLEN!
31.10.2015

Spür Dich von ganz innen heraus anstatt Dich von draußen wie ein Objekt zu beobachten. Dann brauchst Du kein Extra-Ego (das vergeblich nach seinem Zentrum sucht) sondern bist einfach DU SELBST. In diesem erwachten Zustand "hast" Du kein Ich sondern BIST einfach alles, was sich natürlich anfühlt. Du bist quasi "von selbst" in jedem Moment ein neu gefühltes ICH, ohne Dich an einem einzelnen Ich-Gefühl festzubeissen. So wie die Wellen, die der Ozean an den Strand spült, bist Du ganz Welle: der

Ozean, wie er kommt und geht, kommt und geht, eine endlose Bewegung des Wassers mit endlosen Variationen von Schaum und Rauschen. Dieses befreite, bewegte Ich sagt permanent DU, jeder Gedanke besteht aus heranspülendem Wasser mit all dem Glitzern der Sandkörner und den Lichtblitzen der Sonne auf den Schaumkronen...
1.11.2015

FEELING (by) MEANS (of) FLOWING
2.11.2015

Not your EGO is an illusion but GOD who is just a thought of your EGO to disidentify from the WORLD that is our ABSOLUTE REAL paradise!
3.11.2015

FEEL COMPLETE / NO SPIRITUAL NEED / YOUR HEARTBEAT IS / NATURAL HEAT
3.11.2015

Spiris glauben an ein transzendentes "reines" Bewusstsein "ohne Ich", aber das ist ein simpler logischer Denkfehler und leider ein esoterischer Marketingtrick. Dein Bewusstsein (egal ob

neurotisch oder erleuchtet, voller Projektionen oder im totalen Jetzt) ist genauso ein Phänomen der WELT wie alles andere! Die nonduale Empfindung der Welt als ABSOLUT WAHR ist erst möglich, wenn Du Deine eigene WAHR-NEHMUNG absolut frei von transzendenter Dissoziation spürst, denn dann akzeptierst Du den eigentlichen Anfang des Aufwachens: DU BIST ECHT!
5.11.2015

Die nonduale Empfindung der Welt als ABSOLUT WAHR, d.h. frei von transzendenter Dissoziation, ist der Anfang des Aufwachens: DU BIST ECHT!
5.11.2015

Wer sein psychisches Ich als Illusion "spirituell auflösen" will, um sich stattdessen mit irgendeinem metaphysischen Urgrund zu identifizieren, sehnt sich nicht nach konkreter Freiheit sondern nach mütterlicher UND väterlicher Urgeborgenheit! Der esoterisch-psychotische Verlust des Ichs (durch Meditation, Yoga, Satsang etc) zugunsten einer totalen Abhängigkeit von der Einbildung einer göttlichen Instanz ist die größte Selbstverarschung der Spiriszene! Dieses kleinkindliche Verlangen nach einer heilen, heiligen Mitte dient zur Verdrängung und Ablenkung von Deinen traumatischen Ängsten, die verhindern, dass Du Dich IN DEINER EIGENEN HAUT wohlfühlst! Und je größer die Angst vor dem echten Aufwachen / Ankommen / Akzeptieren (als natürliches, absolut reales Ich ohne Mitte) ist desto dogmatischer glaubst Du an Deine spirituelle Disidentifikation! Du nennst es Deine erleuchtete "Erfahrung" von LEERE und LIEBE, aber in Wahrheit schreit das kleine, verletzte Kind in Dir nach der Mutterbrust, aus der Honig fließen soll. So werden Religionen gemacht – es ist der Stoff, aus dem Sekten entstehen! Jeder will Honig lecken! Und jeder behauptet, den Urhonig zu besitzen! Aber Du musst Blut lecken: das Blut in Deinen Adern ist der wahre göttliche Honig! Solange es fließt, fließt Dein ICH in jeder lebendigen Zelle, die Du spüren kannst...

6.11.2015

Immer wieder habe ich nachts alptraumartige Flashbacks von meiner

Zeit bei der LDL und sehe im Traum plötzlich einzelne Posts aus meinem Facebook-Profil. Obwohl es erst zwei Wochen her ist, fühlt es sich an wie unendlich tief in der Vergangenheit. Gut so, der Urlaub wirkt also :-) Diese Nacht schreckte ich aus dem Schlaf auf, weil ich das Schlagwort "spiritueller Burnout" im Traum auf dem Computermonitor sah (ein echter DIGITALTRAUM!!) und mir bewusst wurde, dass dieser Post nicht im Nullyoga-Buch enthalten ist. Hier ist der besagte Post also nachträglich, der am **6. Oktober** als Kommentar zum Titelbild der Liga der Leeren erschienen war: **"Was den religiösen Blöff betrifft: Hattest Du schon Dein spirituelles Burnout oder suchst Du noch den absoluten Seinsgrund? Die LDL klärt Dich über die Esoblase und den Spiricrash auf — kein Wunder, dass uns Gurus, Satsanglehrer und vorallem spirituell Suchende beschimpfen und beleidigen (oder ignorieren und dann entfreunden, wenn sie endlich kapieren, wo sie hier gelandet sind): wir rauben ihnen das DAS, das sie alle wie ein goldenes Kalb verehren. Was**

gestern noch Gott hieß, ist heute das große Namenlose. Des Kaisers neue Namenlosigkeit. Wer damit Geld verdient, muss uns hassen, natürlich ganz egofrei!"
8.11.2015

Avoid "digital burnout" by reaching your SPIRITUAL BURNOUT first! Don't stick to religious hope of finding god – FIND YOURSELF AWARE OF NOW!
8.11.2015

Burnout und Boreout sind die besten Voraussetzungen, um sich vom Leistungsdruck der Gesellschaft zu befreien und in der eigenen leeren Mitte anzukommen...
10.11.2015

Die Facebook-Seite BURNOUTYOGA bietet den Lesern des Buches "Nullyoga" ein Forum des Meinungsaustausches über ihre eigenen Reflexionen zu den einzelnen Textpassagen des Buches. Ausgehend von der radikalen Beschreibung des Buches, warum "ALLES NONDUAL" ist und daher kein Yoga nötig, um noch mehr anzukommen/aufzuwachen, stellt sich die Frage: Wie erreicht man sein

"spirituelles Burnout", um sich vom Leistungsdruck der Erleuchtungssuche zu befreien und die Wirklichkeit tatsächlich nondual zu empfinden? Und wenn man befreit ist, beginnt dann ein noch tieferes Boreout? Oder ist die erleuchtete Langeweile der eigentliche Anfang eines authentischen Lebens, das bereit ist, sich existenziell-visionär zu engagieren? Fragen über Fragen, die sich der angepasste Roboter-mensch niemals stellt. Nullyogisten haben das Burnout transspirituell überlebt und bewegen sich nun voller Lebenslust durch die sinnfreie, gottlose Gegenwart...
10.11.2015

Nur Dein Ego hat ein Burnout. Nicht das Burnout muss man heilen sondern das Ego auflösen! Ohne Ego kein Burnout! Dein natürliches, waches Ichgefühl feiert den Augenblick – klick!
12.11.2015

NO BURNOUT WITHOUT EGO! DON'T TRY TO HEAL YOUR SO-CALLED BURNOUT BUT GET RID OF YOUR ILLUSIONARY EGO-BALLOON! YOUR NATURAL i IS IN FLOW!
13.11.2015

Das Ich ist der sich selbst bewusste Realitätsfluss, jeder Augenblick erzeugt neue Individualität. I am the self-conscious flow of reality...
15.11.2015

Für mich gibt es nur eine einzige Einbildung, nämlich die, dass alles eine Einbildung sei. Ich empfinde alles als ECHT. Ohne Leere. Alles ist substanziell. Die Substanz ist nur in sich selber leer. Die Leere als Projektionsobjekt des Eso-Egos ist eine Wunschvorstellung von Spiris, die das permanente Zerfließen des Echten nicht verkraften, weil sie sich nach etwas Festem, Ewigem, Unzerstörbarem sehnen. Identisch zu sein (ganz und gar Individuum!) bedeutet daher für mich permanente Auflösung und Neuschaffung. Das Ich ist der sich selbst bewusste Realitätsfluss, jeder Augenblick erzeugt neue Individualität. Die Karten werden ständig neu gemischt, die Puzzleteile ändern permanent ihre Form. Aber das Puzzlespiel selbst ist absolut echt. Echter und leerer geht nicht! Das ist nicht paradox sondern transparadox – alles ist mit sich identisch. Und zugleich wie der Atem: ein endloser Luftstrom... **15.11.2015**

Die Unzahl Null symbolisiert das Leersein des Egos als GANZ DA sein, wo es wirklich ist.
16.11.2015

Das war das Buch

"N U L L Y O G A"
Gründungsmanifest
& Grundkenntnisse
von Pier & Pia Zellin

© www.nullyoga.de
burnoutyoga.de
nondualyoga.de
infinityyoga.de
digitalyoga.de
handyyoga.de
relaxyoga.de
totalyoga.de
zeroyoga.de
antiyoga.de

1.Kundenrezension (5 Sterne)
Null Ideologie: Nullideologie!

Ich habe lange darauf gewartet, daß jemand eine Art Handbuch für ein neues, zeitgemäßes "transspirituelles" Lebensgefühl schreibt, ohne eine neue Ideologie zu erschaffen. Nullyoga wirkt wie eine Parodie auf den spirituellen Wellnessboom mitsamt Gurus und Lehrern, enthält aber ernstzunehmende klare, provokante Erkenntnisse darüber, warum man sowieso "erleuchtet" und "erwacht" ist im Sinne von ganz angekommen im echten Leben (anstatt in einer transzendenten "göttlichen" Mitte). Nullyoga betreiben bedeutet, die tatsächliche, erfahrbare Wirklichkeit nondual, absolut empfinden. Der zwanghafte Leistungsdruck, den alle möglichen esoterischen Disziplinen erzeugen, wird endlich überwunden. Nullyoga ist totale Wellness für die Seele und bewirkt nebenbei eine körperliche Tiefenentspannung, weil nichts mehr gesucht und erreicht werden braucht. Null Druck mehr! Alles, was passiert, wird zum reinen Selbstzweck erklärt, sogar die Verrenkungen anderer Yogastile! Das Motto ließe sich vielleicht so beschreiben: tu einfach, was angesagt ist, sei so, wie Du sowieso bist. Das ist der Sinn des Lebens. Null Ideologie: Nullideologie!

Poemie.de, 15.10.2015 (amazon)

2. Kundenrezension (5 Sterne)
AllesIstWesentlich

Eine wunderbare Beschreibung über An- und Abwesenheit allen Ballasts, der der spirituellen Szene anhaftet. Das Ich ist hier von immenser Null-Bedeutung und ebenso ist es die Verleugnung desselben. Insbesondere die Kritik am Ich, dass ja in der Spiri-Szene gerade erst dadurch groß wird, dass es ständiger Verleugnungsattacken durch gerade die erfährt, die es am meisten in sich kultiviert haben.

Da kommt diese Beschreibung einem auffrischenden Wind gleich, der wie ein Vulkan in satirischer Form alles mitnimmt, das nicht niet- und nagelfest ist und den Blick auf das eigene innere/äußere Leben ohne Vorstellung lenkt und schärft.

Hier wird klar wahrnehmbar, wie sehr du in vollkommener Hierheit ALLES BIST und ICH BIST und nichts dergleichen hast. So wird auch die Unmöglichkeit eines Ichs als ein Besitz, den es gilt zu verlieren, zu beobachten, zu besiegen, zu ignorieren oder was nicht alles, sichtbar oder begreifbar. Doch jeder Gedanke, der darüber stattfindet, ist reine Verschwendung, da das Ich als eine reine Funktion wohl nie verschwinden wird und wir es somit nie loswerden können.

Ich empfehle dieses Buch wärmstens all jenen, die begreifen wollen, dass – was immer wir durch Techniken, Methoden oder devotem Verhalten glauben "erreichen" zu können ein selbst inszenierter Irrtum ist und Sie – wie im Buch beschrieben – erkennen wollen, dass die Spiri-Szene ein einziges großes NICHT-loslassen ist.

Ich wünsche dem Buch Erfolg und den Auslöser dafür, dass alle, die sich in der "Szene" tummeln, diese mehr in Frage stellen mögen, um genau das zu leben, was sie durch die Suche erst verhindert haben.

Gérard Le Mont, 15.11.2015 (amazon)

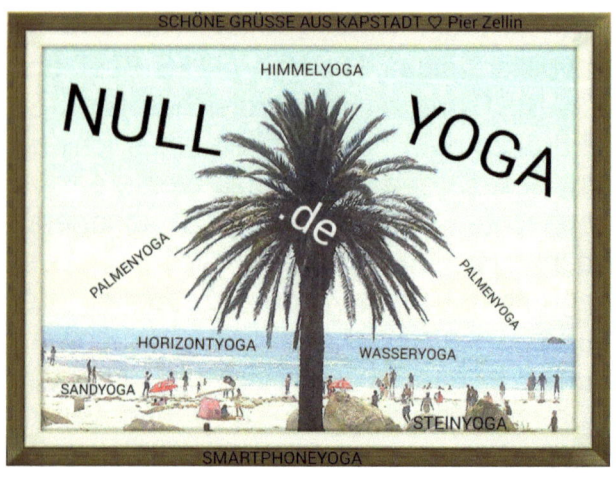